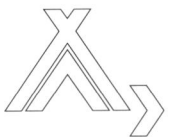

Deutscher Spurbuchverlag

Die Deutsche Bibliothek – CIP-Einheitsaufnahme

Hans Höting: 9. Aufl. - Baunach :
Aktiv und gesund durch die magischen Qigong-Kugeln aus
China / Hans Höting. - Ungekürzte Ausg.,
Dt. Spurbuchverl., 1993
  ISBN 3-88778-182-1

Ungekürzte Ausgabe
10. Auflage, Januar 1997
Alle Rechte bei Klaus Hinkel, Deutscher Spurbuchverlag, Postfach 20,
96148 Baunach. Die Zeichnungen wurden mit freundlicher Genehmigung
des Heinrich Hugendubel Verlages verwendet.
ISBN 3-88778-182-1

Hans Höting

Aktiv und gesund
durch die magischen
Qigong-Kugeln
aus China

Deutscher Spurbuchverlag

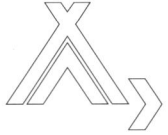

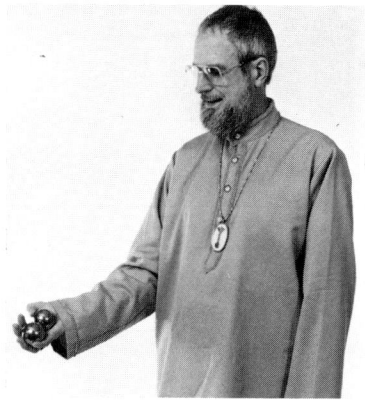

H. G. Höting wurde 1934 in Bremen geboren. Sein Jugendtraum, Arzt zu werden, um kranken Menschen helfen zu können, ließ sich nicht realisieren. Der Wunsch aber blieb und damit die intensive Beschäftigung mit medizinischer Literatur sowie das Interesse für medizinische Probleme und Fragen. So kam er auch in Kontakt mit den alternativen Heilmethoden und wurde Heilpraktiker. Er studierte später in Nanking, V. R. China, traditionelle chinesische Medizin, hospitierte in vielen Praxen Asiens, unter anderem bei Schamanen in den Dschungeln Asiens.

Neben der Medizin gehört die publizistische Betätigung zu seinen Hobbys. Er ist Autor einiger Bücher wie

"Naturheilpraxis heute" *im Eigenverlag*

"Worte"
(Lyrik und Aphorismen) im Eigenverlag,

"Facelifting chinesisch",
MZ-Verlag Harald Schicke, 2110 Buchholz 5,

"Die Sechs Heiligen Laute",
Bauer-Verlag, Freiburg,

"Kraftquell Gedanke",
Laredo-Verlag, München.

Siehe auch Buchbesprechungen Seite 47

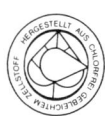
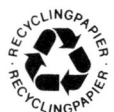

Inhaltsverzeichnis

1. Wie alles anfing
So entdeckte ich die Kugeln / Chinesische Kugelimpressionen /
Trainingsgrundlagen
Die Kugeln und die Traditionelle Chinesische Medizin   Seite 07

2. BAODING - die Wiege der Chinesischen Qigong-Kugeln
Über Baoding, die Stadt in Norden Chinas, und wie sie zu den
Kugeln kam - Prof. Yuan und der Wirkungsnachweis.
Praktische Erfahrungen im Krankenhaus von BAODING.
Die Japaner und das EISERNE JADE.   Seite 10

3. Zwei Kugeln stellen sich vor
Ein Selbstportrait   Seite 17

4. Geschichte der Kugeln
Von der Han-Dynastie bis zur Neuzeit. Von der Walnuß zur Kunstkugel.
Berühmte Personen der Zeitgeschichte und ihre Kugeln.
Aufsehenerregende Heilungen mit der Kugel.   Seite 18

5. Welche Qigong-Kugeln gibt es?
Schnelle Übersicht des Kugelangebotes   Seite 19

6. Was ist beim Kauf zu beachten?
Die richtige Kugel für die richtige Hand   Seite 22

7. Übungsvoraussetzungen, Übungsziele
Alle Meisterschaften beginnen mit dem "Gewußt WIE"   Seite 24

8. So übt man mit der Kugel
Hinweise zur Praxis   Seite 25

9. Wie erklärt sich die Wirkung der Qigong-Kugel?
Wissenschaftliche Hintergrundinformationen   Seite 33

10. Warum Kugeln mit Klang?
Gehör, Gleichgewicht und Dr. Tomatis' Forschungen hierzu   Seite 35

11. Das sind die Wirkungen der Qigong-Kugeln
Dietherapeutische Ansätze des Trainings   Seite 36

12. Bewegungstraining und Feldenkrais
Bewegung ist Leben   Seite 37

13. Pflege der Kugeln
So haben Sie lange Freude daran   Seite 37

14. Wo rät die Erfahrung zum Einsatz der Qigong-Kugeln?
Krankheiten, Körperstörung, Vorbeugung,
Fitness und die Kugel   Seite 38

15. Erfahrungsberichte
Patienten berichten über Heilung und Praxis   Seite 40

16. Nachlese
Was haben die Kugeln mit einer schottischen
Perkussionostin zu tun?   Seite 42

Dieses Buch ist als knappe Einführung in die Thematik der chinesischen Qi-Gongkugeln gedacht. Wer umfassendere Informationen zu diesem Sachgebiet erhalten möchte, dem sei das neue Buch aus dem Hugendubel-Verlag empfohlen:

HANS HÖTING - QI GONG KUGELN für Gesundheit, Meditation und Vitalität
    ca. 320 Seiten,Pappband ca. DM 28,—
    Format: 14 x 21,5 cm
    Heinrich Hugendubel-Verlag, ISBN 3-88034-558-9

1. Wie alles anfing

Ich weiß nicht, wie oft ich sie gesehen hatte, ohne sie zu bemerken, die Qigong-Kugeln in den Händen der Chinesen.
Eines Tages aber war es so weit. Die Augen sahen sie und das Bewußtsein registrierte das Gesehene. Das Interesse war geweckt! Nun erst fiel mir wirklich auf, wieviele Menschen die Kugeln nutzten. Ich sah sie vor allem in den Händen älterer Menschen. Aber auch viele jüngere Chinesen spielten damit. Damals dachte ich jedenfalls noch an Spielerei.
Ich sah sie in den Parks, die kugeldrehenden Chinesen. Ich sah sie in den Straßen. Ich sah sie damit vor ihren Häusern sitzen und sie wie gedankenverloren drehen. Ich begegnete abends Chinesen mit den Kugeln in der Hand, besonders aber am frühen Morgen, und manchmal nachmittags.

Langsam ging mir ein Licht auf. Mir wurde immer klarer, daß die Beliebtheit dieser Kugeln kein Zufall war. Dahinter mußte mehr als Spieltrieb stecken. Es mußte ein ganz konkreter Zweck und eine ganz bestimmte Absicht dahinter verborgen sein. Von nun an gab es für mich kein Halten mehr. Dieses Geheimnis faszinierte mich. Und ich nutzte jede Gelegenheit, dieses Geheimnis zu lüften. Ich sammelte Informationen, wo immer ich nur konnte. Da waren meine Lehrer an der Hochschule für Traditionelle Chinesische Medizin in Nanking, die mir Auskunft gaben. Jeden Buchladen in Nanking, Kanton Peking, Shanghai, Wuhan, der an meinem Wege durch die vielen Städte Chinas lag, durchstöberte ich nach Informationen über Qigong-Kugeln. Aber ach, das meiste war in Chinesisch geschrieben und blieb mir damit verschlossen. Die chinesischen Zeitungen für Ausländer besorgte ich mir, durchforstete sie in detektivischer Kleinarbeit nach der kleinsten Information über die Qigong-Kugeln. Meine chinesischen Freunde hatten keine Ruhe mehr vor mir. Ich quetschte sie aus, um Informationen über die Kugeln zu bekommen. Wann immer ich konnte, begab ich mich in die Parks und studierte dort die Übungen der Chinesen mit Ihren Kugeln. Ich versuchte, herauszufinden, ob in den Übungen ein System lag. Dabei erkannte ich schnell: Grundlage aller Übungen war die Massage! Und zwar war es die Massage

a) in der Hand, durch das Handtraining
b) an der Fußsohle, durch das Berollen im Rahmen des Fußtrainings,
c) die Massage am Körper mit Hilfe der Qigong-Kugeln

Hierbei spielte "c" eine untergeordnete Rolle. Das Handtraining wie unter "a" war das Übungselement, das im Vordergrund stand.
Beim Handtraining erkannte ich wieder einige Grundlagen. Es waren:

a) die Drehung im Uhrzeigersinn
b) die Drehung entgegen dem Uhrzeigersinn
c) das Training mit drei Kugeln
d) das Training mit vier Kugeln
e) das Training mit fünf Kugeln
f) das Training mit Kugeln in einer Hand
g) das Training mit Kugeln in beiden Händen

Darüber hinaus gab es:
1. das Training mit Kugeln unter den Füßen
zum Berollen der Fußsohlen.
2. das Training mit Kugeln in den Händen
und gleichzeitig an den Füßen.

Es war also eine recht breite Palette an Einsatz- und Trainingsmöglichkeiten.

Die gesammelten Informationen gaben recht bald konkrete Beweise dafür, daß hinter diesem eifrigen Kugeltraining nicht der Spaß an der Sache als Motivation steckte, sondern handfeste Möglichkeiten, etwas für Gesundheit und gegen Krankheit zu tun. Damit wurden meine anfänglichen Vermutungen bestätigt. Qigongkugeltraining wirkte aufgrund langer Erfahrung und bewährter Technik.

Erstaunt erkannte ich auch, welch langen Stammbaum diese Kugeln hatten. Er reichte bis tief in die chinesische Geschichte hinein, genauer gesagt, bis in die graue Vorzeit jenseits der Zeitrechnung. Das beflügelte meine Begeisterung und als Folge noch intensiveren Forschungsdrangs floß mir von nunan eine Fülle von Informationen zu. Aber wenn ich geglaubt hatte, angesichts der Fülle des Materials bald alles über die Kugeln zu wissen, so wurde ich eines Besseren belehrt. Immer mehr hatte ich das Gefühl, eine Tür aufzutun, um dahinter gleich zwei neue Türen zu entdecken. Das waren

Türen, die die Geschichte, die Forschungsergebnisse, die therapeutischen Erkenntnisse, das Handwerkliche und die unterschiedlichsten Sippen des ganzen Kugelclans verbargen. Eine Tür aufzutun hieß, Material zu finden, das mich neugieriger machte und mich nicht ruhen ließ, die nächste Tür aufzutun, hinter der es wieder neues Wissen zu entdecken galt. Mit den Qigong-Kugeln hatte ich ein faszinierendes Buch aufgeschlagen und erkannte, daß sie ein winziger Teil aus dem großen Buch der "Traditionellen Chinesischen Medizin waren." Je mehr ich las, je mehr war mir klar, daß die Kugeln dieselbe Quelle hatten, wie die Nadel der Akupunktur oder der Moxastab in den Händen des Behandlers, wie auch die Technik des Tui Na, die Hand des klassischen Qigong-Masseurs, die Akupressur, die Grundlagen der Kräuterheilkunde. Mir wurde bewußt, daß sie auch dieselbe Zielsetzung verfolgten, nämlich die Lebenskraft Qi des menschlichen Körpers zu bewegen und dadurch die Gesundheit zu erhalten, bzw. sie wieder herzustellen.

Nicht nur das. Mit dem Studium des einen Aspektes aus der Sicht der Traditionellen Chinesischen Medizin war es nicht getan. Um den Hintergrund zu diesen magischen Kugeln wirklich zu erfassen, galt es, auch die Tür der chinesischen Geschichte, der Kultur, der chinesischen Philosophie aufzutun, die Tür der Kunst, Sitten und Gebräuche Chinas zu öffnen, sich mit dem Volkstum, den ethnischen Besonderheiten zu befassen, sich vertraut zu machen mit der Mythologie. Da ich eigentlich nach China gereist war, um Traditionelle Chinesische Medizin zu studieren, gehörten die Kugeln von nun an mit zu meinem Ausbildungsprogramm. Zumindest hatte ich sie für mich persönlich darin aufgenommen. Offiziell waren sie natürlich nicht Bestandteil des Lehrplans. So stillten meine Lehrer in Privatstunden meinen Kugelhunger. Und da stieß ich dann recht bald immer wieder auf einen Namen: "BAODING". Baoding ist eine Stadt im Norden Chinas. Sie ist die Wiege der chinesischen Schatzkugeln oder Gesundheitskugeln. So werden die Stahl- und Steinkugeln in China genannt. Und über Baoding sollen Sie nun im nächsten Kapitel etwas erfahren.

2. BAODING

Die Wiege der chinesischen Qigong-Kugeln

Baoding ist eine alte, traditionsreiche Stadt im Norden Chinas. Die Geschichte Baodings läßt sich über 2000 Jahre zurück bis in die Zeit vor unserer Zeitrechnung verfolgen. Es ist eine Stadt der Pagoden und Tempel und moderner Industrie. Hochhäuser und Wohnblöcke stehen neben den prunkvollen, prächtigen Bauten der Tempel und Pagoden als Zeitzeugen einer vergangenen Kultur. Die wunderschönen Parks mit eben den Pagoden und Tempeln, mit den chinesischen Zierteichen, den kunstvollen, geschwungenen Brücken, den Pavillons waren einst eine Oase der Ruhe. Heute hört man dort das Pulsieren der Stadt in Form eines ständig fließenden Verkehrs. Das Rattern der Motorräder, das Poltern der Lastwagen, das Röhren der Motoren mischt sich mit dem ständigen Hupen der Fahrzeuge und Klingeln der Fahrräder. Jeder China-Reisende wird diese Geräusche nie vergessen, denn mit ständigem Klingeln und Hupen macht man sich den Weg durch den quirlenden Verkehr frei.

Die Industrialisierung und die Modernisierung haben das Leben dieser Stadt entscheidend verändert. Aber die Geschichte ist lebendig geblieben. Neben den Tempeln und Pagoden als Zeugen der Vergangenheit sind noch andere Relikte aus ferner Zeit unverändert geblieben. Zu ihnen zählen u. a. die Qigong-Kugeln. Sie haben hier in Baoding ihre Wiege. Über Jahrhunderte hinweg sind sie ein Symbol des Gesundheitsbewußtseins, der Gesundheitsvorsorge des Volkes geblieben. Sie sind heute noch genauso beliebt, wie sie es in grauer Vorzeit waren.

Die Kunst, die Kugeln in der Hand rotieren zu lassen, ist von Generation zu Generation vermittelt worden. Die Kugeln galten von jeher bis heute als Schatz, dem man die Kraft zuschrieb, die Gesundheit zu verbessern, die Gesundheit zu erhalten, die Körperkraft und die Muskeln zu stählen, den Geist lebendig und das Herz aktiv zu halten.

Wie hautnah diese Tradition ist, kann man jeden Tag, zu allen Tageszeiten und an allen Plätzen Baodings studieren. Da trifft man rund um die Uhr und an fast allen Gemeinschaftsplätzen, manchmal auf offener Straße, inmitten des Verkehrs und auf vollen Bürgersteigen, vor den Läden, in den Läden, in den Restaurants und Cafés, lesenderweise vor den Wandzeitungen und Anschlägen Menschen, die die Kugeln in ihrer Hand drehen. Unter ihnen sind junge Menschen und ältere. Zu ihnen zählen Männer, Frauen, Mädchen, Greise und Teenager gleichermaßen. Besonders morgens in den Parks sieht man die Kugelbegeisterten. Die alten Menschen schwören auf die Kugeln und sind fest davon überzeugt, daß sie mit ihrer Hilfe ihrem Leben nicht nur mehr Gesundheit schenken können, ja dem Leben mehr Tage.

Dabei ist es kein Wunder, daß gerade in Baoding die Kugeln so populär sind. Es war nämlich ein Handwerker aus Baoding, der sie zuerst herstellte und für ihre Verbreitung sorgte. Sie waren bald so populär, daß man sogar am Kaiserhof darauf aufmerksam wurde. Fortan war es vorbei für den einfachen Chinesen, Kugeln besorgen zu können. Der tüchtige Handwerker aus Baoding wurde nämlich an den Kaiserhof verpflichtet und durfte ab sofort nur noch für den Kaiser die Kugeln fertigen. Der Handwerker schaffte und lebte dort bis zu seiner Pensionierung. Dann kehrte er nach Baoding zurück, eröffnete hier einen kleinen Handwerksbetrieb. Dieser Betrieb mauserte sich im Laufe der Zeit zu einer kleinen Fabrik. Aus dieser kleinen Fabrik wurde inzwischen die in alle Welt exportierende Baoding-Steel-Ball-Factory.

Pu-Yi, der letzte Kaiser Chinas, dem durch den in der ganzen Welt aufgeführten Film ein Denkmal gesetzt wurde, hat der Baoding Steel-Ball-Factory ein Grußwort geschickt. Expräsident Reagen drehte die Baoding-Kugeln. Der Präsident des Internationalen Olympischen Komitees Samaranche pilgerte nach Baoding und besuchte die Baoding-Steel-Ball-Factory. In ganz China berühmte Spitzensportler, wie die Volleyball-Nationalspielerin Lang Ping, besuchten die Baoding-Steel-Ball-Factory. Lang Ping wurde wegen ihrer gefürchteten Balltechnik auch der Hammer genannt. Sie war eine begeistere Kugeldreherin. Und vielleicht hat ihr Training mit den Kugeln dazu beigetragen, daß sie solch eine effektive Balltechnik beherrschte, die der Chinesischen Nationalmannschaft den Weltmeisterschaftstitel eintrug.

In China gibt es ein Sprichwort: "Der Frühling ist die wichtigste Zeit des Jahres und der Morgen die wichtigste Zeit des Tages." Auch im Deutschen kennen wir ja ein ähnliches Sprichwort: "Was Du am Morgen versäumst, schaffst Du am Tag nimmermehr".

Getreu dem Sinn dieses chinesischen Sprichworts stehen viele Baodinger sehr früh auf. Auch die Traditionelle Chinesische Medizin rät dazu, früh am Morgen zu praktizieren, da das beste Qi am frühen Morgen fließt. Deswegen beginnt das Leben in den Parks in China durch die Taichi-Qigong-Kugel-aktivisten um 4 Uhr früh. Durch Taichi, Qigong und Qigong-Kugel-Technik wird das Qi zum Fließen gebracht. Man übt vorzugsweise unter Bäumen oder in der Nähe von fließendem Wasser. Dort sammelt sich kosmisches Qi, das man durch die Übungen aufnimmt und seinem eigenen Qi zufügt. Das ist der Grund, warum viele Baodinger Bürger frühmorgens, wenn die Hähne krähn oder die Vögel anfangen zu singen, sich in den Parks versammeln, um diese Techniken Taichi, Qigong und Kugeltraining zu praktizieren, meistens im Kreis von Gleichgesinnten. Viele drehen die Kugeln und kombinieren diese Übungen mit langsamen, gleichmässigen, intuitiven Bewegungen. Andere kombinieren mit traditionellen Taichi- und Qigong-Übungen. Einige aber spazieren nur durch den frühen Morgen und genießen den Vogelgesang und die Stimmung des erwachenden Tages und drehen dabei die Qigong-Kugeln. Man muß einmal selbst dieses Bild erlebt haben, um den eigenarti-gen Reiz zu spüren, der von diesem friedlichen Bild der praktizierenden Menschen in der morgendlichen Stimmung des Parks ausgeht.

Besonders beliebt ist das Kugeltraining in der Gruppe. Es scheint einen sich gegenseitig anregenden Effekt zu haben. Und wenn man die lachenden Gesichter dabei sieht, scheint es auch mehr Spaß in der Gemeinschaft zu machen.

Das Training mit zwei Kugeln beherrscht fast jeder in Baoding. In Bao-ding heißt es, wer nicht die Kugeln drehen kann, ist kein echter Baodinger. Experten bringen es auf drei, vier und manchmal sogar fünf Kugeln, die sie in einer Hand oder auch in beiden Händen gleichzeitig bewegen. Da findet man wahre Meisterinnen und Meister.

Ein in ganz China bekannter und anerkannter wissenschaftlicher Experte für die Qigong-Kugeln ist Professor Quan Hong-Shou, Mitglied in der Hebei-Gesellschaft für Traditionelle Chinesische Medizin. Nach den Worten des Professors Yuan sind die Finger mit den Hirnnerven und den inneren Organen über das Nervensystem verbunden. Diese Erkenntnis geht zurück auf die Theorie der Traditionellen Chinesischen Medizin. Fingerbewegung ist nach dieser Theorie Hirntraining und Organstärkung. Auch die dabei erforderliche Konzentration trainiert die Hirnleistung. Mehr zu diesem Thema finden Sie in dem Buch Hans Hötings: "Qigong-Kugeln für Gesundheit, Meditation und Vitalität", Hugendubel-Verlag, München 1992.

Der Einsatz der Kugeln erfordert zudem ein hohes Maß an Koordination und Konzentration. All das sind Leistungen des Gehirns. So wird über diese Technik das Gehirn trainiert und fit gehalten nach dem Motto: Wer nicht rastet, der nicht rostet.

Günstige Erfahrungen hat man mit den Qigong-Kugeln nach den Aussagen von Professor Yuan sogar bei Angst- und Depressionszuständen gemacht. Was die gemütsaufhellende Wirkung der Qigong-Kugeln betrifft, kann man nach Professor Yuan auf 400 Jahre Erfahrung zurückgreifen. Professor Yuan sagt weiter, daß nach Forschungen an wissenschaftlichen Instituten Chinas günstige Effekte auf Gehirndurchblutung, Bluthochdruck, Schulter- und Rückenbeschwerden durch Kugeltraining zu finden sind (nach Informationen der Baoding-Steel-Ball-Factory).

Eine Ärztin vom Baoding-Krankenhaus gab dem Chinesischen Fernsehen folgendes Interview zum Thema "Qigong-Kugeln und Medizin":
"Ich arbeite am Baoding-Krankenhaus in der neurologischen Abteilung. Wir sind bekannt in China für unsere Erfolge bei der Behandlung von Gehirndurchblutungsstörungen. Dabei kommen nicht nur die Methoden der Traditionellen Chinesischen Medizin wie Akupunktur, Kräuterheilkunde, Massage zur Anwendung sowie die Methoden der wissenschaftlichen Medizin in Form von intravenösen Injektionen, sondern zusätzlich das Qigong-Kugel-Training. Wir haben also beides kombiniert. Dabei stellen wir bei jenen Patienten, die die Kugeln zusätzlich einsetzen, deutlich bessere Behandlungsergebnisse fest. Hierzu waren einige Monate des Trainings erforderlich, besonders was die Nachbehandlung von Schlaganfallpatienten betraf"

Die Qigong-Kugeln sind also eine bedeutende Hilfe für Entspannung, eine Waffe gegen Streß und, wie das Interview der Ärztin belegt, eine wirksame Waffe gegen schwerwiegende Erkrankungen. Sie dienen also der Wiederherstellung der Gesundheit nach Erkrankung.

Wenn die Patienten die Kugeln rotieren lassen, ist es empfehlenswert, Bauchatmung in Form einer Tiefatmung zu praktizieren. Wer es kann, der soll Qigong-Atmung praktizieren und noch besser Taichi und Qigong-Bewegungsübungen mit dem Kugeltraining kombinieren. Auf jeden Fall empfiehlt es sich aber, langsame und gleichmässige Bewegungen während des Hand-Kugeltrainings zu praktizieren. Das verstärkt ganz wesentlich die heilende Wirkung der Qigong-Kugeln. Dazu riet ein Experte in dieser Sendung des Chinesischen Fernsehens, in der die Ärztin aus Baoding auftrat.

In der Sendung des Chinesischen Fernsehens über die Qigong-Kugeln und über Baoding wurde ein Mann vorgestellt, der seine chronische Bronchitis mit Hilfe des Qigong-Kugel-Trainings vollkommen heilen konnte. Außer diesem selbstverordneten Kugeltraining erhielt er keine weitere Therapie. Er praktizierte Qigong-Kugel-Training mit Händen und gleichzeitig mit den Füßen.

Wie die vielen Menschen Baodings täglich beweisen, ist die Kugel überall und zu jeder Zeit einzusetzen, selbst im dichten Gedränge der Straßen Baodings. Immer wieder wird man in Baoding darauf hingewiesen, wie sehr die Kugeln mithelfen, die Bewegungsarmut als Folge moderner Lebensweise auszugleichen, wie sehr sie der Vereinsamung dadurch entgegenwirken, indem sie mithelfen, Gesellschaftskontakte zu schließen und wie sehr sie ein Beschäftigungsprogramm für ältere Menschen darstellen. Gerade letzteres ist bei den bewegungsfeindlichen Lebensbedingungen einer Großstadt für ältere Menschen sehr wichtig.

Fragt man in Baoding die Menschen, die diese Kugeln anwenden, so wird man immer wieder hören, daß sie nicht nur Krankheiten damit geheilt haben, sondern daß ihnen das Kugeltraining einfach guttut. Sie sagen, daß sie sich nach Kugeltraining besser fühlen. So äußerte sich eine Frau vor laufender Fernsehkamera zu ihrem Fall.

Sie hatte zwei Schlaganfälle gehabt, der erste passierte im Jahre 1975, der zweite im Jahr 1977. Sie war linksseitig gelähmt. Dann begann sie, mit den Qigong-Kugeln zu trainieren, täglich intensiv, und das über mehrere Stunden. Durch das Training mit diesen Kugeln wurde sie nicht nur fast vollständig wiederhergestellt. Man sah kaum noch Spuren der Lähmung. Essen, Kauen und Sprechen waren wieder ohne Schwierigkeiten möglich. Sie behauptete auch, daß sie nach zweijährigem Kugeltraining überhaupt nie mehr krank gewesen sei, nicht mal eine Erkältung hätte sie gehabt, ganz im Gegensatz zu früheren Jahren, wo sie häufiger krank gewesen sei.

In den letzten Jahren wurden die Kugeln in der ganzen Welt zu Botschaftern Chinas. Immer mehr Menschen in der Welt interessierten sich für sie. Das Gesundheitsbewußtsein, das Bestreben nach mehr Fitness haben hierzu entscheidend beigetragen. Japan, sozusagen vor der Haustür Chinas, ist ein bedeutender Markt für Baoding.

Die Japaner nennen die Kugeln "DAS EISERNE JADE" und fragen mehr und mehr nach diesem EISERNEN JADE. Jade - Edelstein gilt in Asien als gesundheitsfördernd. Selbstverständlich gibt es aus dieser Ansicht heraus sowieso Vollkugeln aus reinem Jade sowie aus anderen Edelsteinen.

Die Fabrik in Baoding spürt die ständig zunehmende Beliebtheit der Kugeln in aller Welt in Form von von Jahr zu Jahr wachsender Nachfrage. Sie hat versucht, sich dieser wachsenden Nachfrage durch Umstellung auf moderne Fertigungsmethoden anzupassen. Maschinen ersparen schwere Handarbeit. Sie ermöglichen, gleichzeitig Qualität und Quantität zu erhöhen. Dennoch bleibt viel Handarbeit, bis so eine glänzende Qigong-Kugel in ihrem Samtkästchen liegt, geformt, geschliffen und auf Hochglanz poliert. Die Herstellung erfordert ein großes Know-how und Einfühlungsvermögen. Deswegen ist die Fabrik stolz, daß die Stellen in der Fertigung häufig vom Vater auf den Sohn, von der Mutter auf die Tochter, vom Großvater auf den Enkel oder die Enkelin übertragen werden. So wird das Wissen der Fertigung in der Familie, von Generation zu Generation weitergegeben und sammelt sich und mehrt sich von Jahr zu Jahr zu einem gewaltigen unersetzbaren Know-how.

Ganze Familien blicken über Generationen des Broterwerbs in dieser Fabrik zurück. Dabei wird besondere Mühe seitens der Fertigungsleitung darauf verwandt, alte Traditionen der Fertigungstechnik mit moderner Technologie im Interesse der Qualität und der wirtschaftlichen Fertigung zu verbinden. Man achtet ganz besonders darauf, die Charakteristik der Baoding-Qigong-Kugel zu erhalten. Dies gilt besonders für die Kunstkugeln. Hierzu zählen die Cloisonné-Kugeln, die Lack-Kugeln, die farbigen Kugeln, Kugeln mit Titan-Oxyd und geschwärzter, samtweicher Oberfläche. Hiermit sind auch die Kugeln gemeint mit Drachen- und Phönix-Gravur und mit Magneteinsätzen. Gerade die Gravur erfordert Handarbeit in Form von mühevoller Kleinarbeit und hohem künstlerischem Können. Dazu sind ein Höchstmaß an Fingerfertigkeit und Feingefühl, vor allen Dingen aber große Erfahrung und viel handwerkliches Geschick erforderlich.

Ein wesentliches Qualitätsmerkmal für die Kugeln ist auch die Klangqualität. Sie sicherzustellen, ist allein Frage des Know-hows. Deswegen kann man, hierauf bezogen, sagen, oft kopiert und nie erreicht, was die Kugeln aus Baoding betrifft. Von Baoding sind die Kugeln inzwischen in der ganzen Welt bekannt geworden. Baoding wurde auch zur Mutter vieler anderer Fabriken in China.

Von Jahr zu Jahr gibt es in Baoding mehr ausländische Delegationen zu begrüßen, die sich hier mit der Fertigungstechnik vertraut machen wollen und einen Einblick in die Fertigung selbst gewinnen möchten. So pilgern sie sozusagen zum Mekka der Qigong-Kugeln.

Baoding ist auch die Stätte des Wettbewerbs. Alljährlich treffen sich hier Qigong-Kugel-Experten aus ganz China und inzwischen auch viele ausländische Kugelexperten. Man tauscht Erfahrungen aus, stellt neue Übungen vor und übt sie ein. Man mißt sich im Wettbewerb miteinander. Hier wurde der Weltrekord im Kugeldrehen mit 240 Drehungen pro Minute aufgestellt.

Viele der Anregungen und Erfahrungen aus dem Kreis solcher Kugelpraktiker sind in der Baoding-Steel-Ball-Factory umgesetzt worden. Die Fabrik hat dank dieses Kugel-Wettbewerbs in Baoding sozusagen ständig den Finger am Puls des Marktes und greift solche Erfahrungen dankbar auf.

Die goldenen Kugeln und Magnetkugeln, die Stollenkugeln, die Kugeln mit Noppen, schwarze Kugeln, Cloisonné-Kugeln, Zwillingskugeln sind Beispiele solcher Umsetzungen von Anregungen und Erfahrungen aus dem Verbraucherkreis.

Das Gesundheitsbewußtsein wächst in der ganzen Welt. Das läßt sich nicht verleugnen. Die Freizeitangebote wachsen und stoßen auf einen sich ständig erweiternden Markt. Auch China schließt sich da nicht aus. Dies ist auch ein Grund für die erhöhte Nachfrage nach den Kugeln im Inland, wie auch aus dem Ausland. Vor kurzem konnte man es in einer chinesischen Zeitung lesen, gedruckt in großen Lettern. "Die Gesundheit in die eigene Hand nehmen"! Es war die Überschrift zu einem Artikel in dieser chinesischen Zeitung über die Besonderheit Baodings. Der geistige Pate für diese Überschrift waren die Kugeln gewesen.

Sie sollten sich diese Anregung zu Herzen nehmen. Hätten Sie nicht auch Lust, Ihre Gesundheit sozusagen in die eigene Hand zu nehmen mit Hilfe dieser Kugeln? Dann sollten Sie sich diese Kugeln schnellstens besorgen.

Wer oder was sind aber nun diese Kugeln wirklich? Die Kugeln wollen sich Ihnen nun auf der folgenden Seite persönlich vorstellen.

3. Zwei Kugeln stellen sich vor

Gestatten Sie, mein Name ist "YIN" und mein Name ist "YANG". Wir stammen beide aus der Familie QIGONG-KUGELN.
Es ist unser Wunsch, uns Ihnen selbst vorzustellen. Wir kommen aus dem fernen China. Als Yin und Yang sind wir zwei unzertrennliche Kugeln. Der Stammbaum unserer Familie reicht bis weit vor die Zeitrechnung. Unsere Beliebtheit hat bis heute nicht nachgelassen. So sind wir noch heute in den meisten chinesischen Familien zuhause. Auch den Kaisern haben wir gedient, sowie Künstlern, Sportlern, Schauspielern, Politikern. Viele unserer

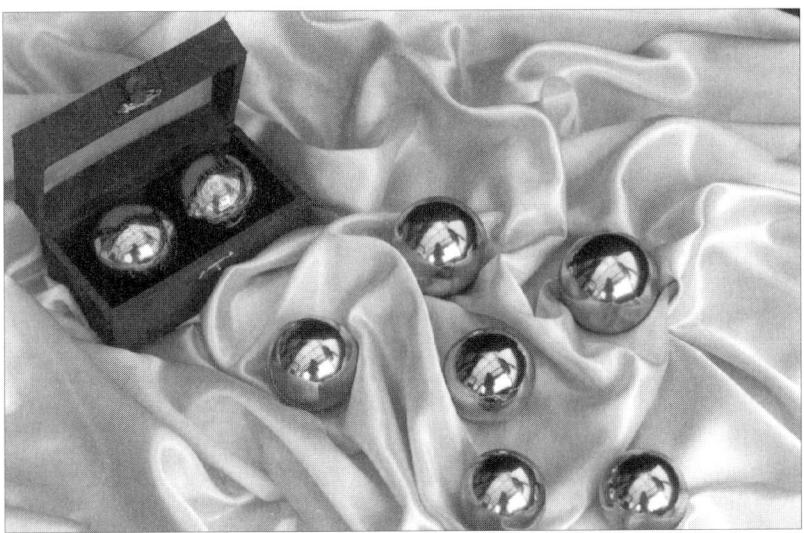

Brüder und Schwestern sind in unzählige Länder dieser Erde ausgewandert. Von Jahr zu Jahr werden es mehr. Wir erfreuen uns eben immer größerer Beliebtheit bei den Menschen dieser fremden Länder.
Wieso ist das so? Da sind wir sicher! Der Grund liegt darin, daß die Menschen erkannt haben, wie erfolgreich wir gegen Krankheit eingesetzt werden, daß wir durch laufendes Training die Gesundheit stärken können und daß der Umgang mit uns ganz einfach Spaß macht. Auch Ihnen, da sind wir sicher!
Soweit die Qigong-Kugeln in eigener Sache. Auf den folgenden Seiten erfahren Sie nun alles Wissenswerte über die Qigong-Kugeln.

4. Geschichte der Kugeln

Nach Aussagen der klassischen Literatur der Taoistischen Chinesischen Medizin und nach Grabfunden begann die Geschichte der Kugeln vor der Zeitrechnung. Auch Akupunkturklassiker aus der Han-Dynastie (205 v. Chr. - 230 n. Chr.) belegen den Gebrauch der Kugeln als Handtraining.

Erst waren es Wildwalnüsse bzw. Holzkugeln, dann folgten Steinkugeln. Als man das Metall verarbeiten konnte, nutzte man Metallvollkugeln, später in der Ming-Dynastie Hohlkugeln mit Klang, in der Ching-Dynastie Kunstkugeln mit künstlerisch gestalteter Oberfläche. (Ming-Dynastie 1368 - 1644, Ching-Dynastie 1736 - 1796).

Mit den Kugeln eng verbunden sind die Namen vieler Chinesischer Kaiser wie z.B. Qianlong, der sie von seinem Leibarzt verschrieben bekam und Tshia Tsching aus der Ming-Dynastie. Qi Baishe war nicht nur Chinas berühmtester Maler, sondern auch ein begabter Kugeldreher.

Dichter drehten die Kugeln wie Xia Yan, Autor eines berühmten Bühnenstückes über die Lebensgeschichte des Grafen Waldersee. Der Chinesische Botschafter in Japan Hsu Shi Yiug nahm seine Kugeln mit nach Japan.

Berühmte Sportler der Neuzeit wie Li Ning oder Guo-Yao-Hoa trainierten sich mit den Kugeln.
Es gibt Photos von Expräsident Ronald Reagan und vom Präsidenten des Internationalen Olympischen Komitees, Samaranch, auf denen sie die Kugeln drehen.

Ein Kaiser der Ming-Dynastie ließ den berühmtesten Meister an seinen Hof verpflichten, der nur für ihn Kugeln fertigen durfte. Dieser eröffnete dann nach seiner Pensionierung in Baoding die erste chinesische Fabrik zu Herstellung von Qigong-Kugeln. Von dort aus werden jedes Jahr die Kugeln in Millionenstückzahlen exportiert.

Über Geschäftsleute und Touristen kamen dann die Kugeln in westliche Länder. Die aufsehenerregende Heilung des Bürgermeisters von Candem-

Town, New Jersey, sorgte in Amerika für Aufsehen. Er wurde von einer Arm-lähmung befreit. Ein anderer Amerikaner besserte einen Muskelschwund am Arm mit den Kugeln. Sein Fall gelangte ebenfalls in die Presse und machte die Kugeln bekannt. So sind heute die Kugeln auch in vielen Ländern aller Kontinente immer populärer geworden.

5. Welche QIGONG-KUGELN gibt es?

Um es gleich vorweg zu sagen - eine ganze Menge!
Jedem die Kugel, die ihm am meisten hilft und am besten gefällt.

1. KINDERKUGELN
 Es ist die kleinste Ausführung, speziell für Kinderhände geschaffen.
 Gewicht: ca. 250 Gramm/Paar, Durchmesser: 40 mm

2. KLEINE KUGELN
 Gewicht: ca. 330 Gramm/Paar, Durchmesser: ca. 45 mm

3. MITTLERE KUGELN
 Gewicht: ca. 460 Gramm/Paar, Durchmesser: ca. 50 mm

4. GROSSE KUGELN
 Gewicht: ca. 580 Gramm/Paar, Durchmesser: ca. 55 mm

Alle Kugeln dieser Größe und dieses Gewichts sind lieferbar:
 a) als Silberkugeln
 b) als goldfarbene Kugeln mit Titanoxydbeschichtung

Alle diese Kugeln sind Hohlkugeln, bei der eine innere zweite Kugel die Außenschale zum Vibrieren und Klingen bringt. Bitte beachten: Die Titanoxydbeschichtung ist empfindlicher gegen Abnutzung.

5. MARMOR-, STEIN-, JADE-KUGELN

Dies sind Vollkugeln, somit ohne Klang. Sie sind empfindlich gegen Schlag, Stoß und Reibung. Das nicht so glatte Material haftet beim Kugeltraining besser. Die Kugeln rutschen nicht so leicht aus der Hand. Der therapeutische Nutzen ist geringer als bei den Metallkugeln, da die Vibration fehlt.
Gewicht: ca. 360 Gramm/Paar, Durchmesser: ca. 50 mm

6. QIGONG-KUGELN MIT PHÖNIX- UND DRACHENGRAVUR

Die Phönix-Drachengravur hat einen optischen, einen praktischen und einen symbolischen Effekt. Sie haftet besser auf der Haut beim Training durch die Gravurriefen. Geliefert werden sie silberfarben.
Gewicht und Durchmesser entsprechen den Normalkugeln.

7. MAGNET-KUGELN

In die Oberfläche sind kleine Magneten eingelassen, die eine zusätzliche gesundheitlich relevante Wirkung erzielen. Gewicht und Durchmesser entsprechen den Normalkugeln

8. CLOISONNÉ-KUGELN

Sie dienen mehr dem Auge als der Therapie. Die Oberfläche ist gegen Schlag und Stoß äußerst empfindlich. Sie sind lieferbar als Hohlkugeln mit Klang und Hohlkugeln ohne Klang. Die etwas stumpfe Oberfläche ergibt eine gute Haftung beim Trainieren. Gewicht und Durchmesser entsprechen den Normalkugeln, was Cloisonné-Kugeln mit Klang betrifft.
Cloisonné-Hohlkugeln ohne Klang wiegen zwischen 180 und 220 Gramm. Cloisonné-Kugeln mit Klang entsprechen dem Gewicht wie unter 1-3 genannt.

9. SONDERKUGELN MIT KLANG

a) *Lackierte Kugeln:*
Die Oberfläche ist von Künstlern farbig gestaltet.

b) Changierende Kugeln:
Die Oberfläche ist durch Spezialtechnik mit changierenden Farben
überzogen.

c) Schwarze Kugeln:
Eine spezielle Technik gestaltet die Oberfläche anthrazitfarben. Sie
fühlt sich samten an. Technische Daten wie unter 1-3.

a), b) und c) sind empfindlich gegen Schlag.

d) Zwillingskugeln:
Zwei Kugeln mit einem Durchmesser von 50 mm sind mit einem
Handsteg verbunden. Gesamtgewicht eines Zwillingskugel-Satzes
mit zwei Einheiten: 1250 Gramm.

e) Klangkugeln
Sie sind ausschließlich auf den Klangeffekt ausgerichtet. Es gibt sie
einzeln, so daß sie für Handtraining nicht geeignet sind.
Durchmesser: 19, 21, 28, 30 und 35 mm

10. SONDERKUGELN OHNE KLANG

a) Cloisonné-Kugel
Bereits erwähnt. Durchmesser: 50 - 65 mm, Gewicht/Paar: 180 - 230
Gramm

b) Stollenkugeln:
Sie sind aus elastischem Kunststoff hergestellt. Durchmesser: 70, 90
und 100 mm. Sie tragen auf der Oberfläche Stollen.
Gewicht: 80, 85, 115 Gramm.

c) Die Kugel-Acht oder das Kugelbrett:
Auf einem Brett mit achtförmiger Führungsrille rollen zwei Kugeln.

6. Was ist beim Kauf zu beachten?

1. Fragen Sie sich, was will ich mit den Kugeln erreichen? Beantworten Sie diese Frage anhand der Tabelle Nr. 1 und den Angaben daraus unter "Einsatzschwerpunkt".

2. Wägen Sie die Vor- und Nachteile der Kugeln ab.

3. Der optische Effekt durch Farbe und Gravur ist für die Therapie nicht, und für den praktischen Gebrauch unter Umständen von Bedeutung. Siehe dazu die Angaben in der Tabelle.

4. Wählen Sie für den Anfang die Kugeln nicht zu groß. Beachten Sie Lehrsatz Nr. 1:

Lehrsatz Nr. 1
Nehmen Sie zum Eingewöhnen die Kugel so leicht und klein wie nötig, denn ein Zuviel schadet hier.

Lehrsatz Nr. 2:
Wählen Sie nach Erreichen der Sicherheit im Umgang mit den Kugeln die Kugeln so schwer und so groß wie möglich.

Lehrsatz Nr. 3:
Größe und Gewicht der Kugeln prägen Klang- und Massageeffekt. Beides bestimmt den Therapie-Erfolg. Ein Mehr bringt mehr.

Übersicht

Kugeltyp	Einsatzschwerpunkt	Vorteil	Nachteil
Normalkugel silberfarben	Handtraining/ Fußtraining	relativ robust	keine
Normalkugel g oldfarben	Handtraining/ Fußtraining	sieht wertvoll aus, optisch gefällig	empfindliche Oberfläche
Kugel mit Gravur	Handtraining/ Fußtraining	rauhe Oberfläche, haftet besser auf der Haut	Oberflächenoptik gestört durch Gravur
Kugel mit Cloisonné	Handtraining	optisch gefälliger Gesamteindruck	Klangveränderung, empfindliche Oberfläche
Kugel mit Oberflächenbearbeitung	Handtraining	fühlt sich warm an, haftet gut beim Training	Klangveränderung, empfindliche Oberfläche
Steinkugel	Handtraining/ Fußtraining	hält die Wärme lange, optisch gefällig	empfindliches Material, kein Klang, keine Vibration, langsame Erwärmung
Zwillingskugel	Hilfsmittel bei Krankengymnastik, normaler Gymnastik, Qigong, Taichi-Übungen. Gezielte Therapie über Akkupunkturpunkte	intensive Herz-Kreislauftherapie, Rückenwirkung	begrenzte Einsatzmöglichkeiten, weniger universell, da Rotierenlassen nicht möglich
Klangkugel	Klangeffekte erzielen	besonders schöne Klangwirkung	kaum körperliche Wirkung, begrenzte psychovegetative Wirkung mit Klangeffekt
Magnetkugel	Handtraining/ Fußtraining	gesundheitlich relevante zusätzliche Magnetwirkung	eingelassene Magnete stören die Oberflächenoptik
Stollenkugel	Reflexonentherapie an Hand und Fuß, Muskel- und Gelenktraining	Bei Rheuma und Lähmungserscheinungen vorteilhaft, intensiver Reiz, starke Massagewirkung	Keine Klang- und Vibrationswirkung

7. Übungsvoraussetzungen, Übungsziele

An Voraussetzungen sollten Sie beachten:

1. Achten Sie darauf, daß Sie sich nicht verkrampfen. Ihre Haltung, die Muskulatur, Ihre Seelenverfassung sollten locker sein.

2. Atmen Sie gleichmässig.

3. Zwingen Sie sich nicht zu Leistungen.

4. Lassen Sie sich Zeit beim Einüben.

5. Kombinieren Sie langsame, gleichmäßige Körperbewegungen, Atem- und Kugeltechnik.

6. Viele kurze Übungszeiten sind besser als eine erzwungene lange Übungszeit.

7. Bedenken Sie: Kugeltherapie ist eine "sanfte Heilmethode". Nur regelmäßiger, richtiger und langfristiger Gebrauch kann auch Erfolg bringen.

8. Nach dem Üben sollten Sie sich angenehm fühlen

9. Üben Sie nicht zu spät, wenn es Sie zu sehr anregt. Hierüber ent scheidet, ob Sie ein Yin-Typ sind oder ein Yang-Typ. Mehr darüber in dem Buch "Qigong-Kugel" v. Hans Höting, Hugendubel-Verlag.

10. Das Alter spielt keine Rolle.

11. Üben Sie nicht kürzer als 10 Minuten. Erst nach dieser Zeit tritt nach Erwärmung der Kugeln der Wärmeffekt auf.

12. Üben Sie vorsichtig bei akuten Schmerzen im Hand-, Arm-, Schulterbereich.

13. Akute Erkrankungen mit Fieber und starken Schmerzen erfordern kurzzeitiges Üben (Kälteeinwirkung der Kugeln ist gefragt bei Fieber), dafür häufiger. Die Zeitdauer bestimmt Ihr Empfinden und Ihre Reaktion.

Als Übungsziel dienen:
a) die Entspannung
b) die Leistungsaktivierung
c) die Verbesserung der Konzentration
d) die Verbesserung der Durchblutung
e) das Muskeltraining
f) Verbesserung der Handsensibilität und Handgeschicklichkeit
g) Verbesserung der Feinmotorik (fein abgestimmte Bewegungs abläufe)
h) Verbesserung der Bewegungskoordination

Die Ziele a - h zu erreichen ist möglich. Die Forschungsergebnisse von Dr. Huan von der Akademie medizinischer Wissenschaften, Peking, beweisen es, ebenso die des Arztes Dr. Zhen vom Krankenhaus Baoding (lt. Berichte der Baoding-Steel-Ball-Factory).

8. So übt man mit den Kugeln

1. Das Üben mit zwei Kugeln

Das Prinzip der Übung besteht darin, die Kugeln im Uhrzeigersinn und entgegen dem Uhrzeigersinn in der Hand rotieren zu lassen, wechselweise mit der linken und mit der rechten Hand. Die Kugeln fallen dabei schon mal aus der Hand. Fallen sie auf einen harten Steinfußboden, bekommen sie Riefen. Die Riefen kratzen dann aneinander und beschädigen die Kugeloberfläche der Gegenkugel.

Bewegungskoordination muß man erst lernen. Legen Sie beide Kugeln in die Handfläche, gemäß Abbildung. Die eine Kugel liegt mitten in der Handfläche, die zweite direkt davor. Mittel- und Ringfinger sind etwas abgesenkt.

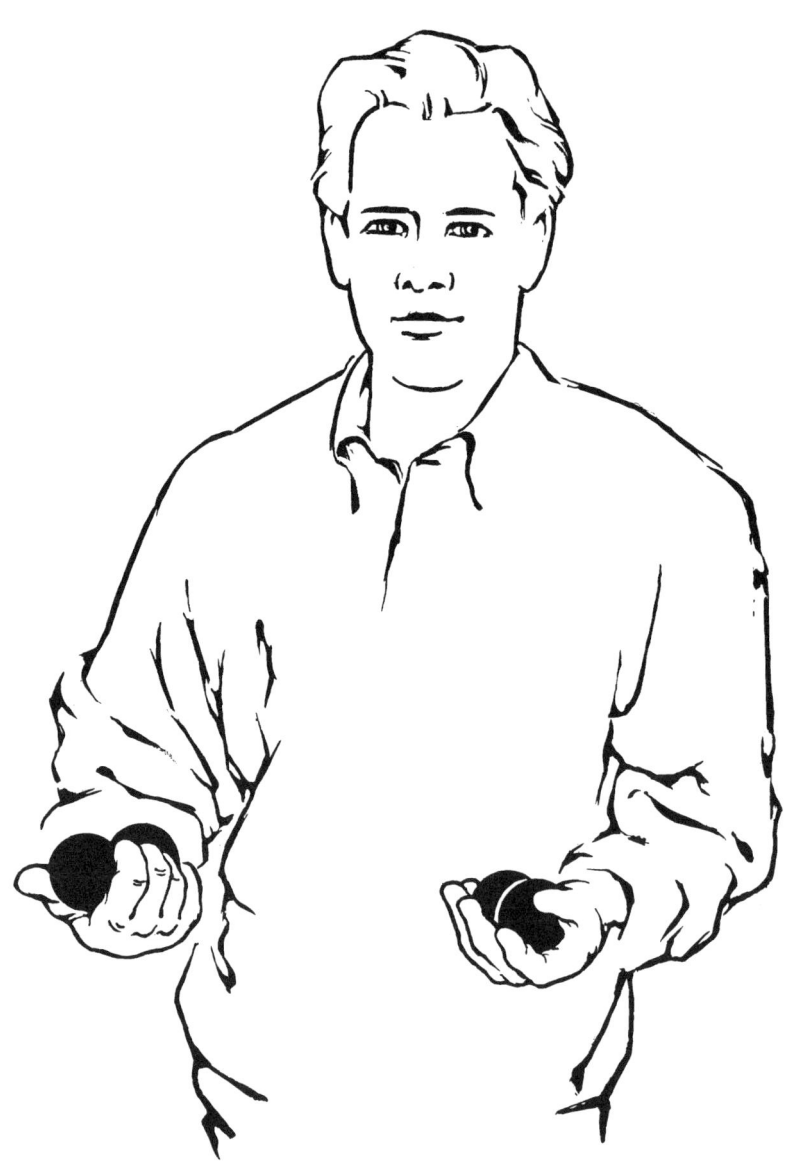

Körperhaltung und Kugelhaltung beim Kugeltraining

Zeige- und Kleinfinger stehen etwas höher und verhindern, daß die Kugeln nach links oder rechts aus der Hand herausrollen können.

Jetzt senken Sie den Kleinfinger etwas ab. Gleichzeitig heben Sie Zeige-, Mittel- und Ringfinger. Die vordere Kugel kippt also nach links (rechte Hand) ab. Jetzt drücken Sie mit dem kleinen Finger die Kugel nach hinten in Richtung Handballen. Dann rollt die Kugel, die zunächst am Handballen lag, nach rechts in Richtung Daumen und nimmt mit dem Daumen Kontakt. Jetzt drücken Sie gleichzeitig mit dem kleinen Finger die eine Kugel nach hinten und die andere mit dem Daumen zu Seite. Nun beginnt man von neuem. Beide Kugeln fangen so an, zu rotieren. Dies war die Rotation *entgegen dem Uhrzeigersinn.*

Jetzt lernen Sie, die Kugeln *mit dem Uhrzeigersinn* rotieren zu lassen (rechte Hand). Sie positionieren die Kugel, wie oben beschrieben.

Jetzt heben Sie Mittel- und Ringfinger und senken gleichzeitig den Zeigefinger ab. Sie drücken die vordere Kugel mit dem Kleinfinger und Ringfinger in Richtung Daumen. Sobald der Daumen Kontakt hat, Klein-, Ring- und Zeigefinger etwas absenken. Dadurch rollt die hintere Kugel aus der Handfläche in Richtung Ringfinger. Gleichzeitig drückt der Daumen die "vordere" Kugel in Richtung Handgelenk. Die jetzt vordere Kugel wird durch Kleinfinger, Ringfinger und Zeigefinger in Richtung Daumen gedrückt und läßt die andere Kugel wieder in Richtung Klein-/Ringfinger rollen. Diese Übung wird schneller werdend durchgeführt mit der Folge, daß die Kugeln ununterbrochen durch die Handinnenfläche rotieren. Immer wieder die Richtung wechseln.

Nähere Anweisungen geben Ihnen auch die Abbildung.

Sie drehen so lange, bis die Kugeln richtig durchwärmt sind und die Wärme an die Handfläche zurückgegeben wird.

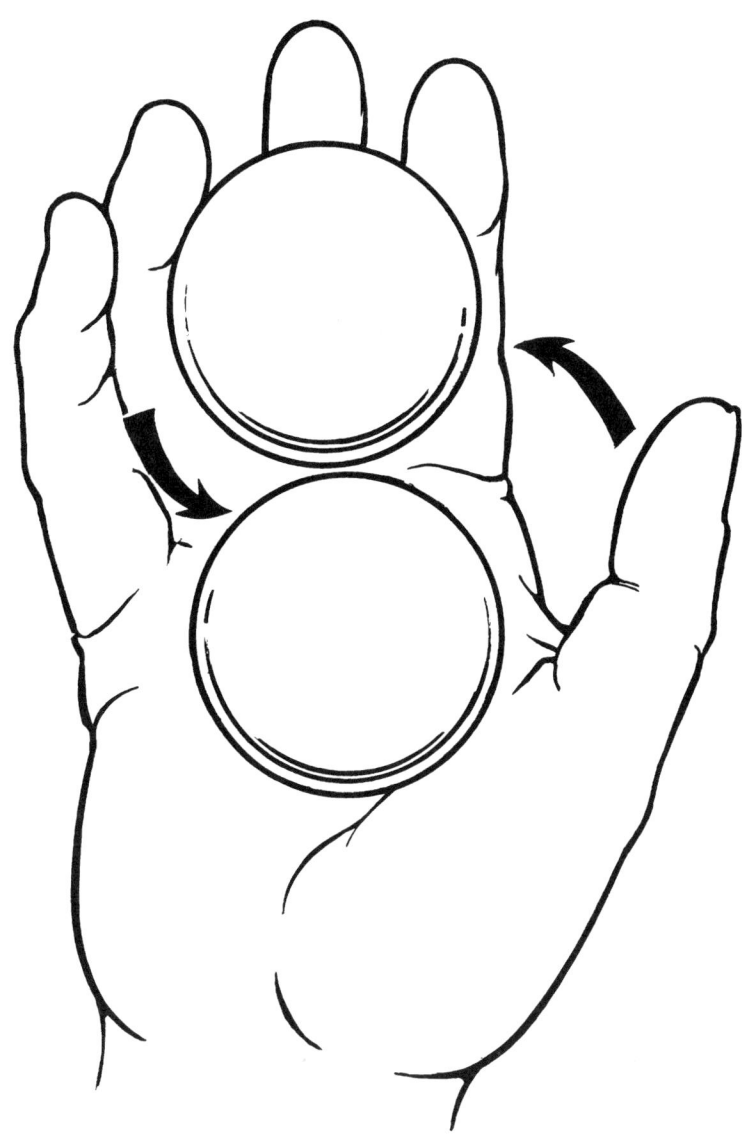

Anfangsposition beim Drehen entgegen dem Uhrzeigersinn in der rechten Hand

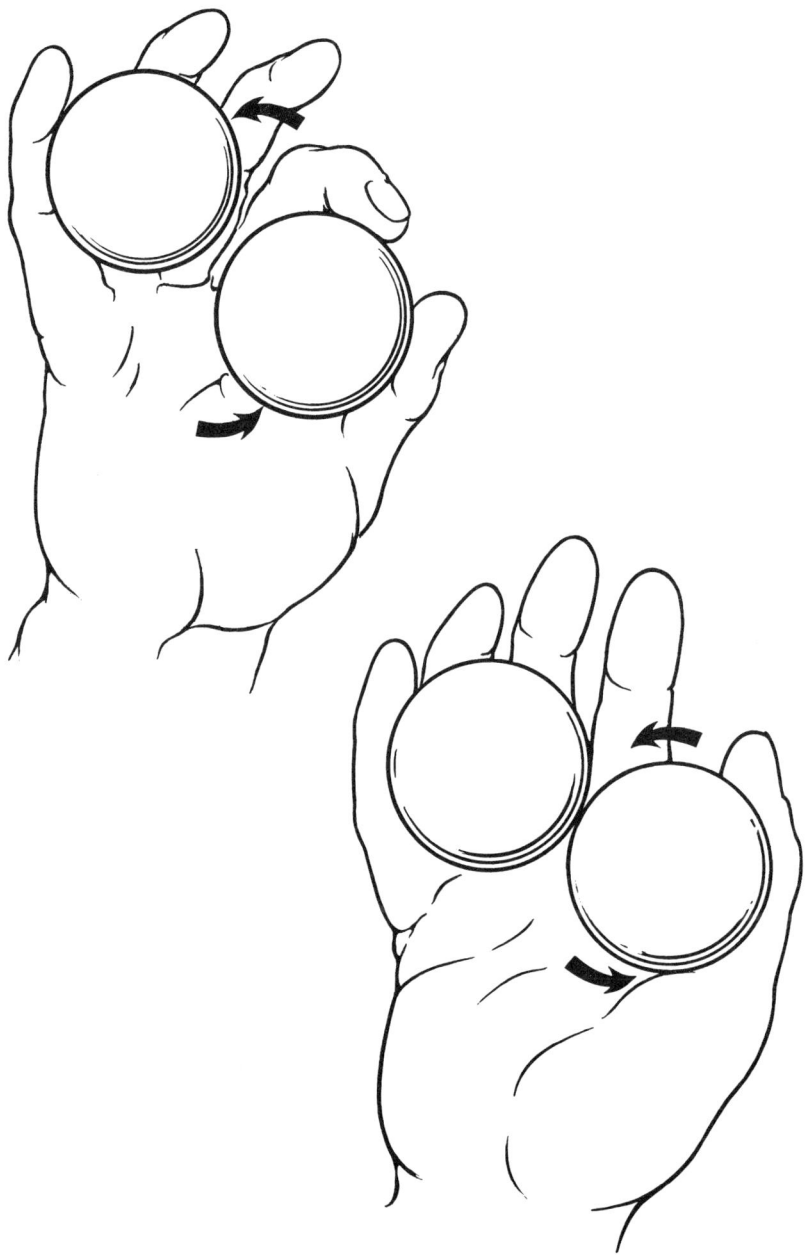

Drehen in der rechten Hand entgegen dem Uhrzeigersinn

2. Berührungsloses Rotierenlassen der Kugeln

Die Technik ist genauso wie vorher, nur daß die Kugeln durch größere Finger- und Handfertigkeit, durch mehr Krafteinsatz sowie Kugelschwung schneller rotieren und sicherer geführt werden müssen. Durch die schnellere Fingertätigkeit wird der Rotationskreis der Kugeln größer, so daß sie auf der Peripherie der Hand rotieren. Dadurch gewinnen sie einen größeren Abstand zueinander und berühren sich nicht mehr. Seien Sie nicht enttäuscht, wenn es zwischendurch immer mal wieder zu einem Klick kommen sollte. Dies wird mit zunehmender Sicherheit in der Übung immer seltener geschehen, kommt aber selbst bei Meistern während der Übung immer wieder vor.

3. Das Üben mit 3 oder 4 Kugeln

Sie begannen mit der kleinen Kugelausführung. Sie kaufen sich bei Sicherheit im Umgang mit der kleinen Kugel den nächsten Satz, die mittleren oder die großen Kugeln. Jetzt haben Sie die Möglichkeit, mit drei oder vier Kugeln zu üben. Die Technik ist genauso wie in der Übung mit 2 Kugeln beschrieben, nur daß die Ausgangssituation durch Bewegen von drei oder vier Kugeln etwas anders ist und daß sie mehr Fingerkoordination, Fingerkraft und Konzentration erfordert.

4. Übung mit je einem Kugelsatz pro Hand

Die Technik ist die gleiche. sie können den Schwierigkeitsgrad vergrößern, indem Sie mit der linken und rechten Hand verschiedene Drehrichtungen durchführen.

Weitere Übungen, insbesondere Mehrschichtübungen, gezielte Übungen zur Behandlung von körperlichen Beschwerden, Geschicklichkeitsübungen, Übungen zur Verbesserung der Sehfähigkeit finden Sie in dem Buch: Hans Höting "Qigong-Kugeln", Hugendubel-Verlag.

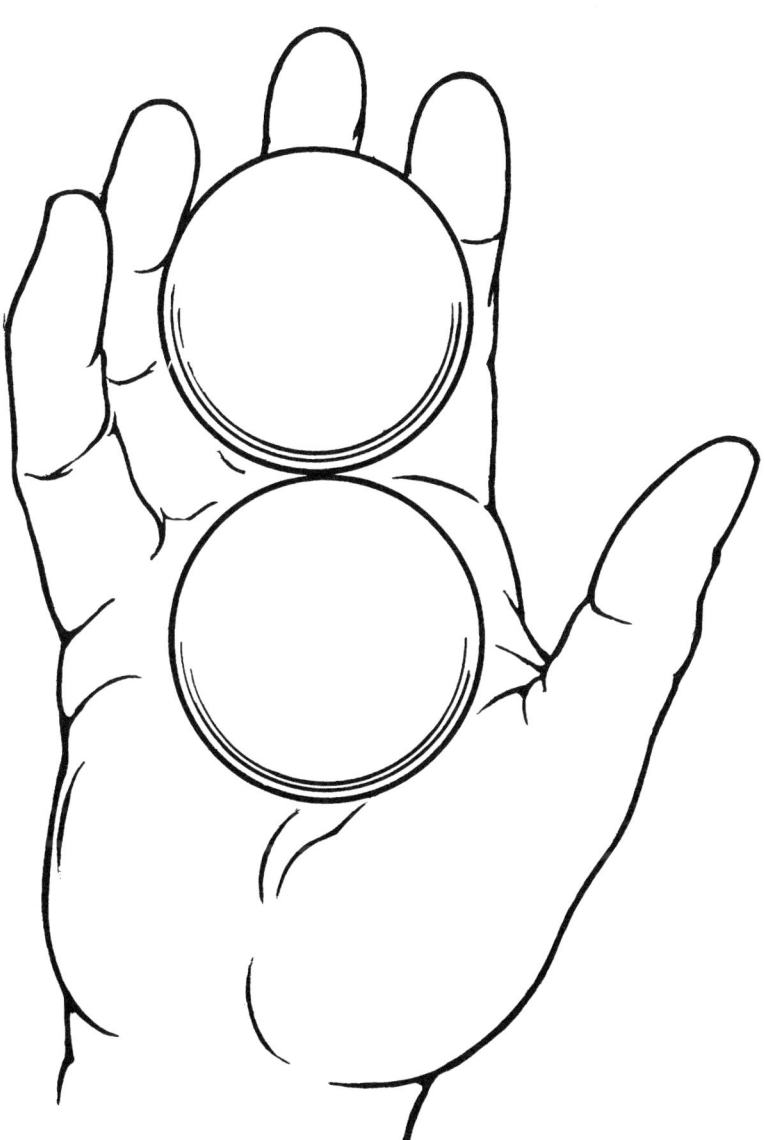

Anfangsposition beim Drehen im Uhrzeigersinn in der rechten Hand

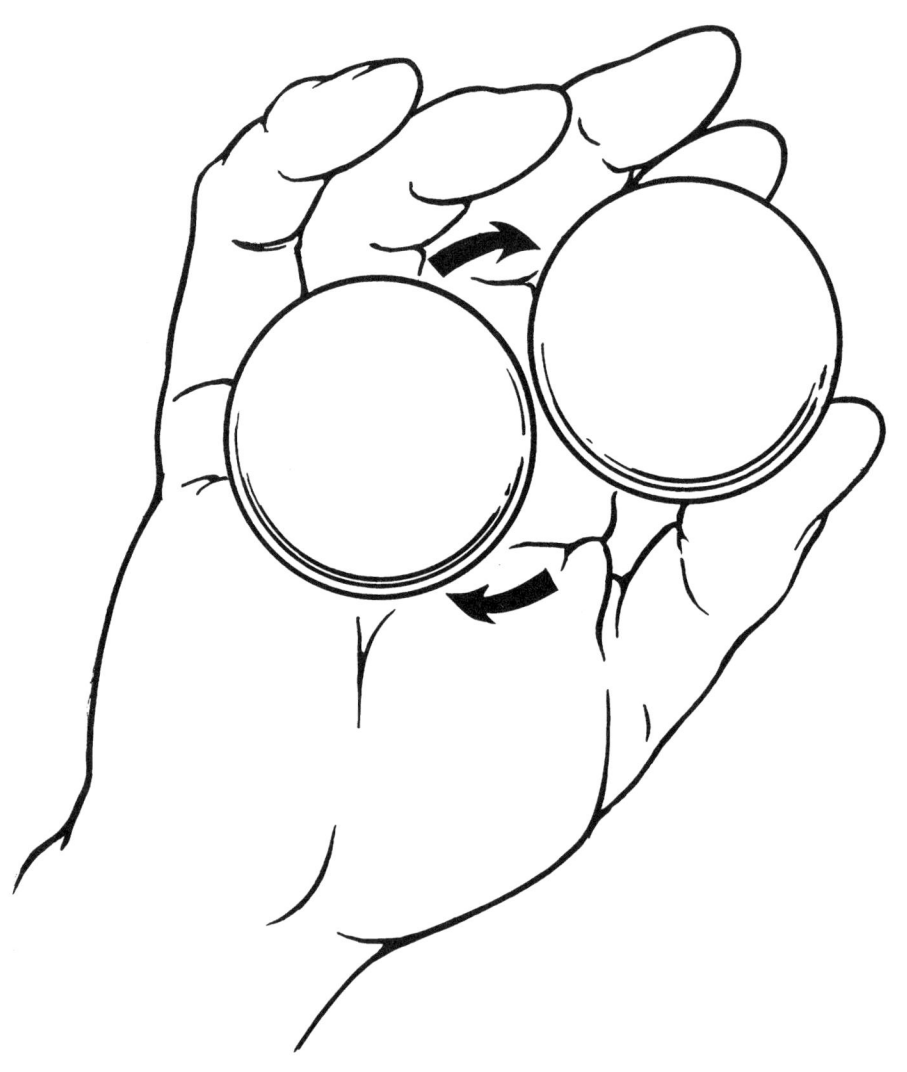

Drehen im Uhrzeigersinn in der rechten Hand

9. Wie erklärt sich die Wirkung der Qigong-Kugel?

Wissenschaftliche Forschungen haben es inzwischen bewiesen: die Wirkung der Qigong-Kugel ist nicht Einbildung, sondern Realität.

Grundlage der Wirkung ist die Tatsache, daß es einen Reflexweg über Nerven von der Körperdecke zum Gehirn und zu den inneren Organen und umgekehrt vom Gehirn und den inneren Organen zur Körperdecke gibt. (Headsche Organzonen auf der Haut, Dermatome der Rückenmarksnerven).

Sie nutzen ihn z.b., wenn Sie mit einer Wärmflasche Ihr Bauchgrimmen behandeln. Wir nutzen ihn, indem wir mit den Qigong-Kugeln von der Hand Körperfunktionen wie Durchblutung, Nervenleistung, Hormonaktivierung, Muskelkoordination, Organfunktion, Kreislaufaktivierung beeinflussen. Außerdem sei an die Handreflexzonen nach Carter, an die Akupunkturpunkte und Meridiane der Handinnenfläche erinnert. Seit Jahrtausenden zieht sich, wie ein roter Faden, die Erkenntnis durch verschiedene Medizinsysteme, daß es eine lebenssteuernde Energie gibt. Ob es bei den Indios in Mittel- und Südamerika, bei den Indern, bei den Chinesen oder bei den Vertretern der romantischen Medizin Deutschlands war, sie alle gingen von der realen Existenz dieser Lebensenergie aus. Diese Lebensenergie wird durch die Kugeln aktiviert. In der Jetztzeit nutzen viele Behandlungsmethoden diese Energie. So sind die Erfolge der Meridianmassage nach Penzel, der Kinesiologie, von Reiki nur erklärbar durch die Existenz einer solchen Lebensenergie, die die Chinesen Qi nennen. Gesund sind wir, wenn dieses Qi in Form des Yin-Qi mit dem Yang-Qi in Harmonie ist. Qigongkugeltraining wirkt hier im Sinne des Ausgleichs. In nahezu 20 klassischen Werken der Traditionellen Chinesischen Medizin ist von dieser Lebenskraft Qi die Rede. Andere Techniken, die Qi aktivieren, haben nachgewiesenermaßen eine Wirkung auf Nervensystem und Herzkreislaufsystem. Hierzu zählen Taichi (das Schattenboxen) und Qigong.

Mit Qigong konnte man Zwölffingerdarmgeschwüre heilen, Asthma positiv beeinflussen, den Blutdruck senken oder ihn bei Blutniederdruck anheben, Herschmerzen bessern, den Schlaf verbessern, ja sogar Krebs positiv beeinflussen (H. Höting, Qigongkugel, Hugendubel-Verlag 1992).

*Der Name Qigongkugel besagt, daß die Kugeln eine
qigongähnliche Wirkung haben.*

Folgende Forschungsergebnisse zum Thema "Qigong" ermöglichen nachstehende Institute (H. Höting "Qigongkugel, Hugendubel-Verlag München 1992):

1. Forschungsinstitut für Psychosomatik am Hospital of Peking, Medical College
2. Tangshan Sanatorium für Atemtechnik
3. Worker´s Sanatorium der Zhejiang-Provinz
4. Shanghai-Forschungsinstitut für Bluthochdruck
5. Krim-Sanatorium der UdSSR
6. Kalifornische Universität, USA
7. Europa-Universität, Schweiz

Auf dem Neurologen-Kongreß in Berlin 1989 wurde berichtet, daß durch Fingerübungen die Gehirndurchblutung um 20 % verbessert wurde. Aussagen der Kinesiologie stützen die "Energie-Theorie".
Die Gehirnhälften konnten in der Funktion harmonisiert werden. Eine Harmonisierung der Hirnfunktion wurde erreicht durch Qigong-Techniken. (Holler: Das neue Gehirn, B. Martin-Verlag). Die Muskelkoordination konnte nicht nur verbessert werden, sondern auch die Muskelleistung erhöht werden. Die Qigong-Kugel-Wirkung läßt sich auch durch die Kirlianfotografie und durch die Biofunktionsdiagnostik nachweisen.

Außerdem besteht ein enger Zusammenhang zwischen Gehör und Gehirnleistung. Gehörschulung ist Gehirnaktivierung. Diesen Weg nutzt der Klangeffekt der Qigong-Kugeln.

Zwischen Bewegung und Körperbewußtsein ist nach der Erkenntnis einer der bekanntesten Bewegungstherapeuten Mosche Feldenkrais ein enger Zusammenhang. Bewegungsqualität, Bewegungsumfang und Bewegungsvielfalt haben einen entscheidenden Einfluß auf den Erhalt der Gesundheit und dienen der Vorbeugung gegen Alterungsprozesse. Das Qigong-Kugel-Training ist Bewegungstherapie und beugt Bewegungsmangel vor.

Ganz besonders wichtig für die positive Beeinflussung des Heilungsprozesses und für den Erhalt der Gesundheit sowie als Vorbeugung gegen Leistungsminderung und vorzeitiges Altern ist ein leistungsfähiges Gleichgewichtssystem. Es verwendet Sinnesreize aus dem Hör- und Sehbereich, Informationen aus der Haltemuskulatur, den Gelenken und Informationen über die Veränderung der Kopfstellung zum Rumpf.

Das Qigong-Kugel-Training aktiviert diesen Reflexweg und schult damit Gleichgewichtssystem und Gleichgewichtsregulierung. So werden Körperreaktion und Körperhaltung im Sinne des Gleichgewichts geschult.

Diese Beispiele mögen genügen. Sie lassen verständlich erscheinen, warum man in China die Kugeln auch "Gesundheitskugeln" oder "Schatzkugeln" nennt.

Eine ausführliche Erklärung des Wirkungsmechanismus der Kugeln sowie der Begriffe "Yin, Yang, Qi" zusammen mit vielen Übungsbeispielen finden Sie in dem Buch: Hans Höting: "Qigong-Kugeln" Hugendubel-Verlag, München 1992

10. Warum Kugeln mit Klang?

Das Ohr ist das wichtigste Organ zur Aktivierung des Gehirns. Die Forschungen des französichen Arztes Tomatis machten hierauf aufmerksam.

Die Qigong-Kugeln haben einen unterschiedlichen Yin- und Yang-Ton. Diese Töne aktivieren das Hörsystem und damit die Gehirnfunktionen. Da Gehör- und Gleichgewichtssinn vom selben Nerv versorgt werden und eng zusammenliegen, erfolgt ebenso eine Aktivierung des Gleichgewichts durch das Handtraining selbst.

11. Das sind die Wirkungen der Qigong-Kugeln

Es geht um:

1. Die Vibration

Durch die feine Vibration wird ein auflockernder, tiefenwirksamer Reiz auf das Gewebe ausgeübt. Die Durchblutung in den feinen Arterien wird verbessert. Eine beruhigende Wirkung geht von der Vibration aus auf die Nervenfasern. Die Lymphzirkulation wird durch die Vibration verbessert und dadurch die Versorgung des wichtigen weichen Bindegewebes.

2. Die Kompression

Hierdurch erfolgt eine Massage. Es wird eine kreislaufwirksame Pumpwirkung durch Verstärkung der Pulswelle über die Muskelpumpe erreicht. Die Massage lockert das Gewebe und verbessert die Durchblutung.

3. Die Wärme

Sie entsteht durch Reibung während Kugelbewegung. Diese Wärmeenergie wird über das Gewebe in den Körper zurückgeleitet. Es erfolgt eine Wärmeaktivierung der inneren Organe über die Reflexzonen der Hand. Gleichzeitig erweitert die Wärme die Gefäße und verbessert so die Durchblutung. Wärme beruhigt die Nerven. Wärme ist eine Yang-Energie. Es wird Yang-Energie zugeführt. Über Yang- und Yin-Einfluß wird wiederum die Lebenskraft Qi aktiviert. Über Yin, Yang, Qi, Yin-Yang-Menschtyp als Grundbegriffe zum Verständnis der Qigongkugel-Wirkung lesen sie in dem Buch "Hans Höting, Qigong-Kugel", Hugendubel-Verlag, München 1992.

4. Die Tonwirkung

Sie hat eine beruhigende, aufheiternde, lösende, entspannende, stimmungsaufhellende Wirkung auf das Gehirn.

5. Die isometrische Wirkung

auf die Hand- und Armmuskulatur durch das Gewicht der Kugeln. Sie stärkt die Armmuskulatur.

6. Training des Gleichgewichtes

Ein intaktes Gleichgewichtssystem ist wichtig als Vorbeugung gegen Alterungsprozesse und für die Erhaltung und Wiederherstellung der Gesundheit.

12. Bewegungstraining

Bewegung ist Leben. Feldenkrais entdeckte, wie wichtig Bewegung für Leben, Körperentwicklung und Gesundheit ist. "Ein stehendes Wasser fault" und "Türangeln, die nicht bewegt werden, rosten" - zwei chinesische Sprichwörter, die das unterstreichen. Sie wissen, wir haben zu wenig Bewegung aber viele, durch Bewegungsmangel induzierte Leiden. "Der Menschheit ginge es besser, wenn sie mehr ginge" - noch ein Sprichwort.
Das Training mit den Qigongkugeln ist Bewegungsschulung!

13. Pflege der Kugeln

Schützen Sie die Kugeln vor Feuchtigkeit und aggressiven Stoffen!

Achtung! - auch Handschweiß zählt zu den aggressiven Stoffen. Lassen Sie die Kugeln nicht auf einen harten Untergrund fallen. Sollte es dennoch einmal geschehen, nehmen Sie das feinstmögliche Schmirgelleinen und schmirgeln unter der Lupe die Riefen ab. Riefen reißen sonst die Oberfläche der Gegenkugel auf. Waschen Sie die Kugeln ab und zu mit Spülmittel ab und reiben sie anschließend mit einem hochwertigen Fett oder Öl wieder ein. Bewahren Sie die Kugeln stets in dem Brokatkästchen auf.

14. Wo rät die Erfahrung zum Einsatz der Qigong-Kugeln?

1. Generell zur Vorbeugung, denn Grundlagenforschungen zum Thema Qigong-Kugeln bewiesen eine Verbesserung der Durchblutung, der Nervenfunktion, der Gehirnfunktion, der Konzentration, der Gewebsentgiftung, Anregung der Lymphzirkulation

2. Zur Verbesserung der Feinmotorik, der Körpermotorik allgemein, insbesondere der Handgeschicklichkeit. Somit empfehlen sich die Kugeln für alle Künstler und Berufe, die besonders mit der Hand ihr Geld verdienen. Ich denke hier an Musiker, Bildhauer, Chirurgen, Masseure, Manualtherapeuten, Akupunkteure, Friseure, Jongleure u.a. Künstler.

3. Zur Unterstützung der Behandlung folgender Erkrankungen und Befindlichkeitsstörungen:

a) Folgen nach Schlaganfall im Sinne einer Unterstützung der Rehabilitation
b) Arthrosen zur Begleittherapie im Sinne eines Bewegungstrainings
c) Systemerkrankungen wie MS, Parkinson als Begleittherapie, um Beweglichkeit und Gehirnfunktion zu trainieren. Eine Heilung ermöglichen die Kugeln nicht.
d) Durchblutungsstörungen, soweit sie nicht auf Gefäßblockaden zurückzuführen sind, insbesondere bei Gefäßspasmen.
e) Stoffwechselerkrankungen wie Rheuma, Polyarthritis, Gicht zur Begleittherapie im Sinne einer Aktivierung des Gewebsstoffwechsels, der Gewebsdurchblutung und Gewebsausscheidung.
f) Herzerkrankungn leichter und mittelschwerer Art, insbesondere nervös bedingter Herzerkrankungen im Sinne einer Begleitbehandlung
g) Stressabbau
h) Konzentrationsschwierigkeiten

i) Aktivierung des Kreislaufs bei bettlägerigen Patienten

j) Stärkung der Muskel- und Kreislauffunktion bei Bettlägerigkeit. Die positiven Erfahrungen und Langzeitforschungen in China und Japan bestätigen es.

k) Rückenschmerzen im Sinne des Spannungsausgleichs verkrampfter Muskulatur, Entstauungen, sowie im Sinne eines Bewegungstrainings um Bewegungsblockaden zu lösen. Degenerative Knochenveränderungen können mit den Kugeln im Sinne einer Begleittherapie behandelt werden.

l) Kopfschmerzen ohne organischen Befund, insbesondere nervös bedingter Kopfschmerz

m) Schulter-Armbeschwerden im Sinne der Mobilisation

n) Morgenliche Gelenksteifigkeit

o) Neuralgien und Paresen unklarer Herkunft

p) Neurologische Störungen im Sinne einer Begleitbehandlung. Hier ist vor jeder Kugeltherapie der Behandler zu Rate zu ziehen.

q) Augenbeschwerden wie altersbedingte Sehstörungen, beginnender Grauer Star, beginnender Grüner Star, Adaptionsstörungen, Durchblutungsstörungen des Augenhintergrundes. Auch hier steht die Begleittherapie im Vordergrund.

r) Verstärkung der Massagewirkung bei Rückenschmerzen

s) Verbesserung der körperlichen Leistungsfähigkeit

st) Gleichgewichtsstörungen, sofern sie nicht neurologisch bedingt sind. Bei neurologisch bedingten Gleichgewichtsstörungen lohnt sich aber ein Versuch nach Rücksprache mit dem Behandler

t) Hörstörungen durch altersbedingte Sklerose, Durchblutungsstörungen im Innenohr als Unfallfolge oder durch Störungen von der Halswirbelsäule

Merksatz:

Vor der Therapie steht immer die Diagnose.

Wenn Sie Kugeltherapie betreiben, seien Sie sicher, was Sie behandeln, im Zweifelsfall immer den Arzt oder Heilpraktiker aufsuchen.

u) Nervös bedingte Schlafstörungen
v) Zustand nach Knochenbrüchen zur Unterstützung der Rehabilitation
w) Schmerzzustände allgemein, besonders solche, die durch Verspannungen, durch Stress, vegetative Dystonie bedingt sind.
x) Entwicklungsstörungen von Kindern
y) Infektanfälligkeit durch Stärkung der Durchblutung und Entgiftung
z) Unruhezustände von Kindern

15. Erfahrungsberichte von Patienten

1. Der Bürgermeister von Candem/New Jersey (USA) heilte sich von Lähmungen des rechten Arms.

2. Ein amerikanischer Geschäftsmann besserte einen Muskelschwund am Arm.

   Ihre Beispiele wurden weltberühmt und machten in Amerika die Kugeln so bekannt, daß ein Boom ausgelöst wurde.

3. Chinesische Untersuchungen berichten von Erfolgen bei "Zappelkindern".

Einige Beispiele aus meiner Postmappe:

4. Frau Z. berichtet:
   Immer, wenn sie sich zu Bett legte, wurde sie gegen Mitternacht von unerträglichen Schmerzen in der linken Hand und im linken Arm geweckt. Alle Behandlungen blieben erfolglos. Qigong-Kugeln brachten schon nach 14 Tagen die Besserung.

5. Herr L. berichtet:
   Dank Akupunktur war die Beweglichkeit der linken Seite nach Schlaganfall deutlich gebessert. Dann stagnierte die Besserung. Erst die Übungen mit der Kugel, zunächst in der rechten Hand und dann später in der linken Hand brachten weiteren Fortschritt.

6. Ein anderer Patient berichtet:
"Habe meine Beschwerden im Lenden- und Wirbelsäulenbereich dank der Qigong-Kugeln bessern können.

7. Frau M.L. berichtet:
Ich bin von den Qigong-Kugeln begeistert. Viele Bekannte konnte ich überzeugen. Ich mache aus Überzeugung hier Propaganda für die Kugeln.

8. Herr Dr. A. berichtet:
Ich habe mir die Kugeln angeschafft. Nach langem Gebrauch kann ich sagen - das war eine sinnvolle Anschaffung.

9. Patient A.L. berichtet:
Ich hatte Kopfschmerzen. Nach kurzem Gebrauch der Kugeln besserten sich die Kopfschmerzen. Heute habe ich keine Kopfschmerzen mehr. Ich empfahl daher meinem Freund wegen eines Rheumas die Kugeln. Seitdem lassen bei ihm die Schmerzen nach. Die Beweglichkeit wird besser. Unsere guten Erfahrungen haben uns aus Überzeugung die Kugeln weiterempfehlen lassen.

10. Herr S.S. berichtet:
"Werden Sie ein begeisterter Kugeldreher, und das Leben wird schöner" - schreiben Sie in Ihrem Buch. Das kann ich nur bestätigen. Auch ich machte die Erfahrung, seitdem ich die Kugeln benutze. Ich hatte Wirbelsäulenbeschwerden. Nachdem ich jetzt die Kugeln drehe, hat sich die Besserung stabilisiert.

11. Frau P.T. berichtet:
Ich wollte Ihnen mitteilen, daß ich mit den Kugeln sehr zufrieden bin. Sie haben mir sehr geholfen. Meine Verspannungen im Nacken sind besser.

12. Ein Patient aus Holland berichtet:
Ich hatte zittrige Hände und konnte deswegen keinen Brief mehr schreiben. Nachdem ich über meine Tochter die Kugeln bekommen hatte und mit ihnen übte, wurde das Zittern besser. Jetzt kann ich wieder schreiben. Ich konnte meinen rechten Arm überhaupt nicht mehr

bewegen und auch nicht mehr schlafen. Alles kann ich wieder und brauche keine Schmerztabletten.

13. Patientin L.S. schreibt:
Ich hatte Nierenschmerzen. Ich besorgte mir die Qigong-Kugeln. Nach drei Tagen waren meine Nierenbeschwerden gebessert. Meine Finger wurden wieder beweglicher. Ich leide an Durchblutungsstörungen. Nach dem Gebrauch der Kugeln spürt man, wie der Blutkreislauf besser wird und wie der ganze Körper immer wärmer wird. Ich möchte die Kugeln nicht mehr missen.

14. Frau L.V. berichtet:
Nun habe ich schon über 30 Kugelpaare weiterempfehlen können. Die Wirkung ist verblüffend. Eine Patientin, die unter Rheuma leidet, kann ihre Hände nach Einsatz der Kugeln wieder besser bewegen.

15. Patient H.H. berichtet:
Auf einer Reise bekam ich plötzlich unerträgliche Schmerzen in der rechten Hand. Ich konnte meinen Koffer nicht mehr tragen. 5 Minuten Kugeltraining beseitigten den Spuk, der von einem vorher konsultierten Arzt per Operation beseitigt werden sollte. Seitdem habe ich nie wieder Beschwerden der Hand gehabt.

16. Nachlese

oder die Kunst eine Evelyn Glennie zu werden, die das Unmögliche möglich machte.

Dieses Kapitel sei Qigong-Kugel-Übenden ins Stammbuch geschrieben, die kleinmütig zu früh aufgeben.

Immer wieder bekomme ich nämlich Post von solchen Kleinmütigen oder Anrufe, die mir kleinlaut gestehen, daß sie mit den Kugeln nicht zurecht kommen. Nun, Sie wissen, daß Rom auch nicht in einem Tage erbaut wurde und daß der angehende Sportler sich bestimmt nicht von einem Muskelkater abhalten läßt, die Übungen zu machen. Erfolgreiches Qigong-Kugel-Training ist Arbeit an sich selbst. Manchmal muß man dabei den oft zitierten inneren

Schweinehund überwinden, der einem immer wieder einflüstert, es aufzugeben, da man es doch nicht lernen würde.

Den gesundheitlichen Effekt oder den Heilungseffekt bei Krankheiten auskosten zu können, heißt, die Technik zu beherrschen und sie dadurch richtig einsetzen zu können. Jede Reise beginnt mit dem ersten Schritt. Aber sie endet mit dem letzten Schritt, wenn man das Ziel erreicht hat. Dazwischen liegen viele kleine Schritte der Mühsal. Viele beginnen die Reise und kehren um, weil ihnen der Weg zu schwer erscheint. Nur der Tüchtige sonnt sich in dem Glücksgefühl, das Ziel erreicht zu haben. Er ist nicht etwa vom Schicksal begünstigt worden. Er hat nicht etwa längere Beine oder stärkere Muskeln gehabt. Er hatte nur eins, den festen Willen, über alle Schwierigkeiten hinweg sein Ziel zu erreichen.

Dazu möchte ich Ihnen eine kleine Geschichte erzählen. Es ist die Geschichte jener Evelyn Glennie aus Schottland. Als sie geboren wurde, war sie ein normales Kind. Aber irgendwann ereilte sie ein schlimmes Schicksal. Sie wurde taub. Die Welt der Töne und Musik war ihr verschlossen. So erschien ihr Wunsch, Musikerin zu werden, reichlich realitätsfern und war vergleichbar dem Wunsch eines Einbeinigen, den Weltrekord im Hundertmeterlauf aufzustellen. Das Schicksal hatte Evelyn Glennie das Gehör genommen, ihr aber einen unbeugsamen Willen gegeben.

Als man ihr das erste Hörgerät verpaßte und ihr riet, Buchhalterin zu werden, warf sie es weg. Später gestand sie, daß sie in diesem Augenblick grimmig zu sich selbst gesagt habe, ich werde es Euch zeigen.

Sie entwickelte ihre eigene Methode, die Welt der Töne wahrzunehmen. Zuhause umarmte Evelyn stundenlang den Lautsprecher, sie hielt einen Kassettenrekorder zwischen ihren Schenkeln und variierte die Lautstärke der Musik. So lernte sie Musik nicht zu hören, sondern zu empfinden. "Wie soll das funktionieren?", wurde sie gefragt.

"Wie laufe ich?" - war ihre Gegenfrage. "Ich weiß es nicht. Wie kommt es, daß ich ein Bein vor das andere setze? Ich will es nicht analysieren. Mir hängt's zum Halse heraus. Ich tue es. Alles, was ich komponiere, ist Evelyn, nur Evelyn und nochmals Evelyn." So schaffte sie ihren Weg und fing an, Musik zu studieren. Ein Lehrer ließ sie die Außenwände des Musiksaals mit den Händen berühren und spielte dann im Saal. So lernte sie hohe und tiefe Töne kennen. Sie spürte die Musik in den Gelenken, in den Fingern, an

ihrem Körper. Und immer wieder handelte sie gemäß den Leitgedanken ihres Lebens:
1. *Denke nicht daran, mach es!*
2. *Wenn man etwas tun will, kann einen nichts, absolut nichts daran hindern*

Sie zitierte Charly Parker:
Er sagte über die Musik: "Musik ist Deine eigene Erfahrung, Dein eigener Gedanke, Deine persönliche Weisheit. Du mußt Deine ganze Energie, Dein ganzes Leben Deinem Lebensziel widmen."

Ihr Lebensziel war, ein Star zu werden, wie sie sich als Studentin anläßlich eines Konzerts in der Royal Festival Hall schwor. Und sie schaffte dieses Ziel. Evelyn Glennie ist heute mit 26 Jahren eine der begehrtesten Solo-Perkussionistinnen der Welt mit 120 Konzerten pro Jahr. Sie ist die Solistin des Jahres 1991 und wurde als die Schottin des Jahrzehnts gewählt. Ein Musiker ohne Gehör? Unmöglich, würde jeder sagen. Und doch hat Evelyn Glennie bewiesen, daß das Unmögliche möglich zu machen ist.

Warum ich Ihnen diese Geschichte erzähle? Nun, ich tue es nicht nur der Qigong-Kugeln wegen, sondern auch mit dem Hintergedanken, Ihnen mit diesem Beispiel ein wenig Mut zu machen, wenn es im Leben Schwierigkeiten gibt. Wie sagte doch Evelyn Glennie: "Wenn man etwas tun will, dann kann einen nichts, absolut nichts daran hindern". Wenn Sie den Wunsch haben, den Umgang mit den Kugeln bis zur Perfektion zu lernen, dann kann Sie nichts daran hindern, wenn es wirklich Ihr Wunsch ist. Sie müssen vielleicht viele, viele Male die Hand an den Musiksaal legen, den Lautsprecher umarmen, um es bildlich, in Anlehnung an diese Lebensgeschichte Glennies, zu verdeutlichen. Sie müssen erfinderisch sein, wie es Evelyn Glennie war, als sie zum Karneval in Rio ging, um die Trommel zu spielen. Sie legte sich dicke Holzstücke in die Schuhe, um über die Schwingungen dieses Holzes mit ihren Fußsohlen die Musik besser wahrnehmen zu können. Aber Ihr Ziel können auch Sie erreichen. Wenn man etwas tun will, dann kann einen nichts, absolut nichts, daran hindern.

Vieles des hier Gesagten läßt sich ohne weiteres auf die Kugeln übertragen. Auch, um mit dem Zitat von Charly Parker zu beginnen, "Musik ist Deine eigene Erfahrung", auch das Kugeldrehen ist Deine eigene Erfahrung.

Sie persönlich müssen Ihre Erfahrung auf dem Wege zum perfekten Kugel-drehen machen. Es gibt kein Rezept dafür. Die hier in dem Buch vorgestell-ten Techniken sind Anregungen, sind aus der Praxis entstandene Techniken, die Ihnen Hinweise geben sollen. Dennoch müssen Sie Ihren eigenen Weg finden. Sie müssen Ihre eigenen Erfahrungen machen.

Musik ist eine zweite Sprache. Mit Musik kann ich mich ausdrücken. Auch in Ihren Kugeln steckt die Möglichkeit Ihre Emotionen umzusetzen und nach außen hin zu verdeutlichen, ob Sie langsam spielerisch oder ag-gressiv schnell die Kugeln drehen. Beides ist ein Spiegel innerer Gelassen-heit oder pulsierender Stimmung.

Dasselbe sagte Evelyn Glennie als sie ausdrückte: "Alles, was ich spiele, ist nur Evelyn". So, wie Sie Ihre Kugeln drehen, so sind Sie, das sind Sie, Und nur wenn Sie Ihren eigenen Weg finden, werden Sie auch zur Meister-schaft finden, zu jener Meisterschaft, wie Evelyn Glennie sie zeigte und wie sie in der folgenden Rezension sich widerspiegelt. (Nach einem Zitat aus "Die Weltwoche, Nr. 28, 9. Juli 1992).

" Plötzlich richtet sie sich auf, schlägt herrisch zu, genießt die Macht. Die Hexe erweckt Geister. Sie entweichen, steigen und fallen und sie ent-zückt sich an ihnen. Aber schon wechselt sie zum Flirt, tänzelt, tändelt mit ihrem Geliebten. Raubtierhaft läuft sie vor ihrem Alter herum, leicht-füßig, barfüßig, streichelt, schlägt ihre liebste Marimba. "

Diese Rezension drückt nicht nur etwas aus über das Können dieser Musikerin, sondern widerspiegelt auch die grenzenlose Begeisterung, die Hingabe, die Leidenschaft für ihre Aufgabe. Genau das ist es, was Sie brau-chen, um mit Ihren Kugeln umzugehen. Nur wer sich der Herausforderung stellt, wird über die Technik hinaus das Wesen dieser Kugeln erfassen kön-nen. Einer, der seine ganze Leidenschaft hineinlegt, so, wie ich es in meinem Buch "Qigong-Kugeln für Gesundheit, Meditaiton und Vitalität", Hugen-dubel-Verlag, 1992, beschrieben habe, wird die spirituelle, bewußtseiner-weiternde Kraft der Qigong-Kugeln erfahren. Denn Qigong-Kugel-Training ist mehr als Fitness-Technik, Heilungsmedium oder Gesundheitsprophylaxe. Sie können eine Marimba technisch beherrschen und Töne damit produzie-ren. Aber Sie können die Marimba auch als Sprachrohr nutzen, um dem Zu-hörer Ihre ganze Leidenschaft zu verdeutlichen. Sie können die Kugeln kreisen lassen oder aber mit ihnen in sich etwas bewegen und nach außen strahlen lassen.

Sie können in dem Spiel mit den Kugeln über sich selbst hinauswachsen.

Ich wünsche Ihnen dieses Erlebnis.

Ihr Hans Höting

Yoga - ein Ja zum Leben

In der westlichen Welt ist Yoga vorwiegend als eine Übungspraxis bekannt, die den Körper flexibel, jung und in guter Form halten kann und vorzeitiges Altern verhindert. Dies sind tatsächlich Ergebnisse der Hatha-Yoga-Übungen, die von großer gesundheitlicher Bedeutung sind und als solche geschätzt werden.

Yoga ist aber viel mehr als das. In diesem Buch hinterfragt der Verfasser den integralen Yoga nach den Gründen und Hintergründen, die ihm auch in Europa eine weite Verbreitung sichern, wo er Hunderttausende begeistert, überzeugt und zur regelmäßigen Übung motiviert. Die Ursachen dafür sind in der beachtenswerten Tatsache zu finden, daß Yoga den ganzen Menschen, seine innere und äußere Entfaltung beeinflußt, zu einer optimalen Lebensqualität führt, die ein bewußteres, kreativeres, reicheres Leben in besserer Gesundheit von Körper und Seele gewährleistet. Dieses Buch begleitet Suchende auf dem Weg des Yoga. Es zeigt auf, wie ein richtig verstandener und gelebter Yoga neue Erkenntnisse und Einsichten eröffnet und dazu beiträgt, den Alltag positiv zu gestalten.

Plattner, Gabriel: **Yoga - ein Ja zum Leben.** Fotos, kartoniert, 140 Seiten, ISBN 3-88778-201-1.

Meditation - der innere Weg des Menschen

Dr. Gabriel Plattner, Diplompsychologe und Naturarzt, schildert Probleme des täglichen Lebens und deren Hintergründe, die viele Menschen betreffen. Eindrucksvolle Texte zeigen einen praktischen Weg in einen positiv gelebten Alltag. Die Entfaltung der Persönlichkeit und des Bewußtseins werden ausführlich dargestellt. Das Buch erschließt einen Weg in die Welt der Mystik und Spiritualität, durch den es möglich wird, die Ganzheit des Lebens zu erfahren.

Plattner, Gabriel: **Meditation - der innere Weg des Menschen.** Fotos, kartoniert, 230 Seiten, ISBN 3-88778-203-8.

Die Vielfalt edler Steine

Eine schnelle Übersicht über alle im Welthandel befindlichen Edelsteinarten. Dem Laien soll dieses Buch nützlich, dem Fachhandel eine verkaufsfördernde Hilfe sein. Leicht verständlich geschrieben und übersichtlich geordnet, bietet das Buch auch dem interessierten Laien eine große Hilfe beim Beginn einer aufregenden Mineralien-Sammlung. Die Geschichte der Mineralien ist ebenso beschrieben wie die vielen Möglichkeiten der Verarbeitung. Die Klassifikation nach den Kristallsystemen und Mineralklassen runden das Bild ab und werden ergänzt durch esoterische Möglichkeiten der Mineralienverwendung. Ein Verzeichnis der möglichen Indikationen und ein alphabetisches Verzeichnis bilden den Abschluß.

Schelhas, Dietrich: **Die Vielfalt edler Steine.** Handbuch für Fachleute und Sammler. Kartoniert, 200 Seiten, ISBN 3-88778-196-1.

Die Heilkraft der Meditation

Eine praktische Anleitung zum richtigen Erlernen meditativer Übungen. Das Buch zeigt die wichtigsten Hilfen in der Meditationspraxis und ist für Einsteiger konzipiert, die die häufigsten Fehler vermeiden möchten. Die gewählte Art der Meditation geht auf die Lehre des berühmten Gautama Buddha (um 560 bis 480 v.Chr.) zurück.

Nägele, Horst: **Die Heilkraft der Meditation.** 72 Seiten, ISBN 3-88778-193-7.

Die Heilkraft der Massage

Die Yoga Sikichai Gesundheitsmassage ist in Indien zu Hause, wo sie der Autor kennen und schätzen gelernt und die einzelnen Handgriffe aufgezeichnet hat, wie sie ihm vermittelt wurden. Allgemein verständlich werden mit den dokumentarischen Aufzeichnungen eines alten Wissens aus erster Hand Fingerzeige gegeben, die sich der erfahrene Praktiker, wie der interessierte Laie zu nutze machen können.

Nägele, Horst: **Die Heilkraft der Massage.** 52 Seiten, ISBN 3-88778-191-0.

Ein Gesamt-Verlagsverzeichnis kann angefordert werden:
Deutscher Spurbuchverlag, 96148 Baunach

Weitere interessante Bücher aus dem Deutschen Spurbuchverlag

Lachen als Medizin

Lachen ist so wichtig! Lachen wälzt die Steine von der Seele und läßt uns wieder atmen. Lachen ist die sichtbargemachte Fröhlichkeit des Herzens. Lachen ist gleichzeitig auch die beste Medizin. Erfolgsautor Hans Höting beschreibt nicht nur heitere Anekdoten aus seinem Praxisalltag. Gleichzeitig gibt er auch einen Funken Hoffnung weiter, daß es mit Humor letztendlich besser geht.

Höting, Hans: **Lachen als Medizin**. Besinnliches und Heiteres aus der Naturheilpraxis. Mit lustigen Zeichnungen von Heinz Zentner, 72 Seiten, ISBN 3-88778-190-2.

Die Heilkraft der Gedanken

Gedanken sind eine gewaltige Macht und können uns helfen auf dem Pfad zum Glücklichsein. Unser Inneres schafft die Voraussetzungen für unsere äußeren Lebensbedingungen. In diesem Buch werden die Möglichkeiten der Selbstheilung aus eigener Geisteskraft angesprochen - theoretisch und anhand praktischer Übungen. Die Übungen dienen dazu, die eigene geistige Heilkraft zu nutzen, um die Gesundheit zu erhalten oder sie in kranken Tagen wieder zu erreichen. Das Buch verhilft dem Leser zu einer positiven Lebenseinstellung und eröffnet dadurch neue Perspektiven. **Höting**, Hans: **Die Heilkraft der Gedanken**. Kartoniert, 232 Seiten, ISBN 3-88778-194-5.

Neuerscheinungen:

Die Sechs Heiligen Laute

Mit den sechs Heiligen Lauten aus dem Taoismus kann jeder viel für seine Gesundheit tun. Mit Audio-Kassette.
Höting, Hans: Die Sechs Heiligen Laute. ISBN 3-88778-206-2.

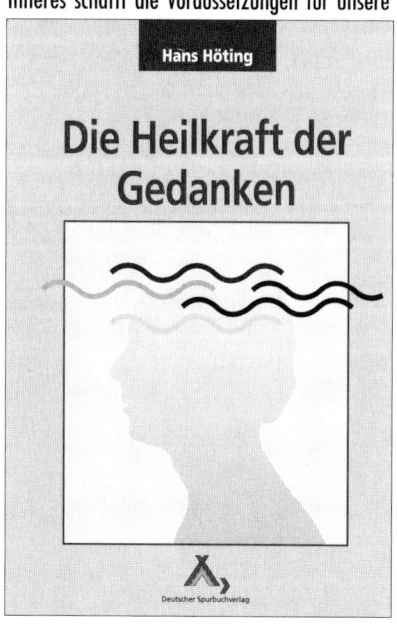

Hans Höting

Die Heilkraft der Gedanken

Deutscher Spurbuchverlag

Die Heilenergie der Edelsteine

Die Faszination, die von edlen Steinen ausgeht, ist seit Jahrtausenden ungebrochen. Sie waren schon immer ein Zeichen für Unvergänglichkeit, Träger geheimer Kräfte und Symbole. Der Autor gibt Antworten und präzise Anwendungsanleitungen. Die 39 bekanntesten Edelsteine werden anhand ihrer wichtigen mineralogischen Klassifizierungsmerkmale vorgestellt. Die Steine wurden bezüglich ihrer möglichen Heilwirkung mit Hilfe der "Resonanzmeßmethode" untersucht. Die ermittelten Anwendungsbereiche sind aufgelistet.

Vorreiter, Gunther: **Die Heilenergie der Edelsteine**. Versuch einer naturwissenschaftlichen Deutung und Untersuchung. Vierfarbige Fotos, kartoniert, 192 Seiten, ISBN 3-88778-192-9.